刘 艳 吴铭宇 沈建勇 胡 昱 主编

新发呼吸道传染病流行期间预防接种

实用手册

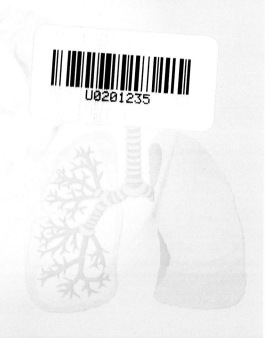

化学工业出版社

北京

XINFA HUXIDAO CHUANRANBING

LIUXINGQIJIAN YUFANGJIEZHONG SHIYONGSHOUCE

预防接种是医疗机构公共卫生服务的重要组成部分，也是医疗机构中较少的几项服务于健康人群的业务之一。本书图文结合，介绍新发呼吸道传染病流行期间预防接种门诊开设模式、接种和补种原则、预约管理、接种前准备、疫苗接种、医疗废物处理、接种后管理、疑似预防接种异常反应监测与处理。附有疫情流行期间预防接种预约记录表等实用内容。本书内容科学，实用性强。适合医疗机构预防接种人员、疫苗营销管理人员、疾控中心专业技术人员、医院产科接种人员阅读。

图书在版编目（CIP）数据

新发呼吸道传染病流行期间预防接种实用手册／刘艳等主编．—北京：化学工业出版社，2020.3
ISBN 978-7-122-36460-9

Ⅰ.①新… Ⅱ.①刘… Ⅲ.①预防接种-手册
Ⅳ.①R186-62

中国版本图书馆CIP数据核字（2020）第040753号

责任编辑：戴小玲 刘 军　　　　　　装帧设计：张 辉
责任校对：刘 颖

出版发行：化学工业出版社
　　　　　（北京市东城区青年湖南街 13 号　邮政编码 100011）
印　　装：中煤（北京）印务有限公司
880mm×1230mm　1/32　印张 2¼　字数 53 千字
2020 年 5 月北京第 1 版第 1 次印刷

购书咨询：010-64518888　　　　　售后服务：010-64518899
网　　址：http://www.cip.com.cn
凡购买本书，如有缺损质量问题，本社销售中心负责调换。

定　　价：35.00 元　　　　　　　　　版权所有　违者必究

编写人员名单

主　编　刘　艳　吴铭宇　沈建勇　胡　昱

编　者（排名不分先后）

　　　　　刘　艳　吴铭宇　沈建勇　胡　昱

　　　　　方　挺　尹志英　刘　燕　李羽敏

　　　　　李玺琨　张　萍　魏晶娇

主　审　王旭初　仝振东

前言

　　疫苗作为预防和控制传染病最经济有效的手段之一，得到社会高度重视。新发呼吸道传染病因传染性强，传播途径容易实现，所以难以防控。在疫情期间，受种者或其监护人既担心去医疗机构接种疫苗会增加传染病感染风险，又担心延迟接种会影响疫苗效果同时增加感染相应疫苗可预防疾病的风险。疫情出现后，如何做好防控工作的同时，保障预防接种门诊正常运行，预防接种一直是医疗机构公共卫生服务的重要组成部分，也是医疗机构中较少的几项服务于健康人群的业务之一。当重大疫情发生时，预防接种不但要使疫苗针对性传染病的免疫空白人群获得免疫保护，还要减少受种者交叉感染的风险，因此要求医疗机构在实施预防接种工作时非常专业、科学和审慎。

　　目前，国内尚没有预防接种门诊在发生重大疫情时如何做好消毒、院感控制、人群防护和健康教育方面的指导性书籍。新冠肺炎疫情发生后，我们组织一批免疫预防中青年专业人员在积极参与疫情防控的同时，不断研学、总结各地预防接种门诊在疫情防控过程中的做法、经验，编写了这本《新发呼吸道传染病流行期间预防接种实用手册》。

本书提出的措施和观点符合当前疫情防控形势和接种门诊工作实际情况，同样适用于其他呼吸道传染病流行时，力求为读者提供科学、规范、安全的疫情防控工作的预防接种参考意见。适合医疗机构预防接种人员、疫苗营销管理人员、疾控中心专业技术人员、医院产科接种人员阅读。

由于时间仓促、地域差异、专业能力和学术水平有限，难免有不足之处，敬请各位专家和读者朋友们批评指正。

编　者

2020 年 2 月 26 日

目录

第三章　预约管理　　022

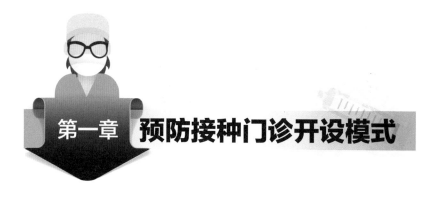

第一章 预防接种门诊开设模式

新发呼吸道传染病疫情期间开设预防接种门诊，应根据当地疫情形势，评估受种者和监护人外出接种期间发生感染的风险和受种者因疫苗延迟接种导致疫苗针对性疾病发病风险。在满足当地疫情防控需要的前提下，合理确定优先接种疫苗、接种对象以及预防接种门诊开设方式，优化场所设置、流程管理、人员管理等环节，在将新发呼吸道传染病诊间感染风险降到最低的前提下，安全、有序地开展预防接种工作。预防接种操作流程与风险控制见附录A。

第一节 预防接种门诊开设要求

一、预防接种门诊的设置

预防接种门诊应与发热门诊、急诊、普通门诊、注射室、病房、放射科等科室分开，并保持一定距离。疫情期间，应注意避免交叉感染，可实施预防接种受种者与就诊患者分流错时；有条件的预防接种门诊建议为预防接种开辟单独通道进出，并要求该通道远离污染区，避免受种者及其陪同人员与接种单位的临床医护人员、病人、就医者等接触。预防接种门诊内应至少设有预检登记区、接种区、留观区等3个功能区域，各区域之间相对隔离。见图1～图4。

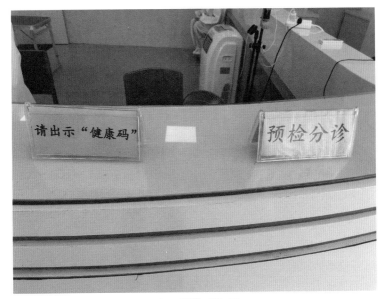

图1 预检登记区

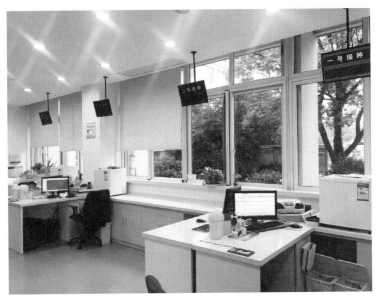

图2 接种区

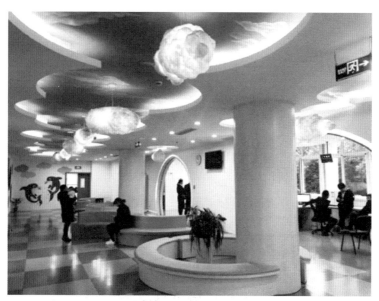

图3　留观区（一）

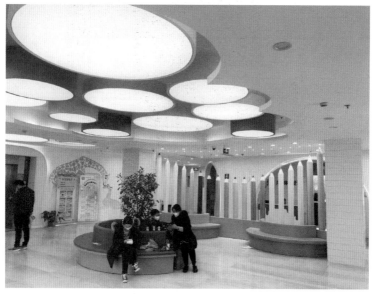

图4　留观区（二）

对 14 天内有发热、咳嗽等症状者，以及 14 天内在未采取有效防护的前提下接触新发呼吸道传染病疑似病例、确诊病例、阳性检测者、隔离观察人员和来自疫区人员者，应暂缓安排参加预防接种工作。实施"电子健康码"的地区，禁止持"健康码"黄码或红码的工作人员参与预防接种工作。

预防接种门诊或其所在医疗机构的入口处增设入口分流岗位，负责前来预防接种门诊的受种者及其监护人的健康初筛和手消毒工作。见图 5～图 9。预防接种门诊内每个区域配备至少 1 名专职人员，负责留观区域的工作人员可兼顾候诊受种者及监护人的秩序维护。人员配备数量需与接种时间段内预约人数相适应，避免接种对象等候时间过长。所有参与预防接种门诊工作人员均需做好个人防护。

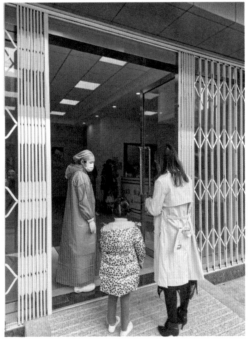

图5　入口分流

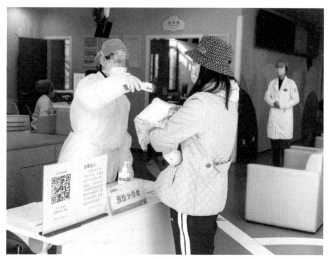

图6 预检并查看电子健康码

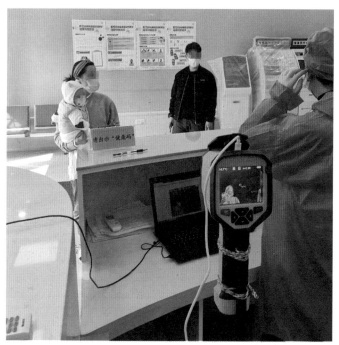

图7 电子测温设备

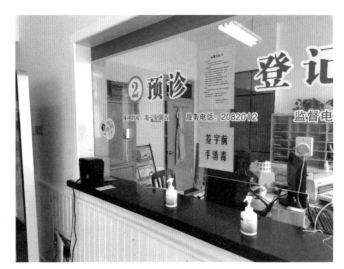

图8　登记告知备免洗手消毒液

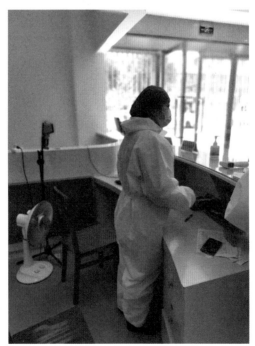

图9　预检人员个人防护

三、通风取暖设备的使用

新发呼吸道流行期间，为避免预防接种门诊内交叉感染，预防接种门诊应尽可能勤开门窗通风换气。无开窗条件的，开启空调新风系统强排风以增加换气次数。应停止使用风管系统中央空调，在接种室内增加其他的供暖设备［如远红外取暖器、充油式电暖器（电油汀）等］，放置设备时应注意避免导致儿童意外烫伤。带末端独立供暖功能的冷媒系统或水冷系统中央空调可以使用，但应定期清洗消毒回风口过滤网。

四、预防接种量的控制

新发呼吸道传染病疫情期间，应实行预约接种。预约方式可为家长主动预约和门诊主动预约两种。家长主动预约，优点主要是因预约主体为家长，可避免期间一旦感染发病可能带来的相关责任风险，缺点是无法保障有优先接种疫苗的儿童获得接种机会，如果家长电话或者网络主动预约容易造成线路拥堵发生投诉事件。预防接种门诊主动预约，优点主要是预防接种门诊可自主决定优先接种疫苗和重点人群，可以宏观地把控预防接种工作进展，缺点是容易遗漏受种者特别是新建证人群、流动儿童和本地居住的外站接种儿童等。

应根据接种门诊场地大小、人员配备等实际情况合理确定预约人数，要保障同时段受种者在候诊区和留观区间隔不小于 1m，并建议按照日接种量和工作时间平均分配各时段接种人数，原则上每名受种者只允许 1 名陪同人员进入接种门诊，避免人员聚集。

五、场所消毒管理

新发传染病流行期间，要严格规范做好预防接种门诊消毒工作，空气消毒以通风换气为主，环境及物品表面以清洁为主，预防性消毒为辅，避免过度消毒，受到污染时随时清洁消毒。详见第四章第一节。

六、候诊留观管理

在合理控制接种人流量的基础上，有专人对候诊区和留观区的受种者及其监护人进行人员分流管理，关闭儿童娱乐设施，劝导受种者及其监护人不要随意走动、聚集，建议以家庭为单位并至少间隔1m。同时需提醒受种者留观30min后方可离开预防接种门诊。

第二节　新冠肺炎流行期间各地预防接种门诊开设模式简介

新冠肺炎流行期间，各地疫情形势不一，传播模式不一，感染风险不一，特别是随着复工复学的陆续启动，新冠肺炎防控形势进入了新阶段，各地在预防接种门诊开设上做了很多很好的尝试和探索。

一、分级逐步开设模式

以浙江省杭州市为例。杭州市所辖区县新冠肺炎疫情风险等级不同，部分区县所辖乡镇街道风险等级也有差别，该市根据传染病流行规律、新冠肺炎疾病特点及国内、省内疫情形势，结合当地传染源数量、社区传播风险、疫情扩散风险、新发疫情风险、重点地区人员流动情况等开展新冠肺炎疫情风险评估。根据新冠肺炎疫情风险评估结果，该市分级逐步有序恢复预防接种工作，该模式优点是各区县可根据疫情变化进行动态调整预防接种门诊的开设形式。原则上高风险区、县（市）继续暂停预防接种门诊（除犬伤门诊、产房预防接种门诊外）的预防接种服务；较高风险、中风险区、县（市）由预防接种门诊针对母亲乙型肝炎（简称乙肝）表面抗原阳性的婴儿乙肝疫苗延续剂次、其他有最迟接种月龄限制的疫苗及特殊情况疫苗开展主动电话预约接种；较低风险、低风险区、县（市）按原定接种日开设半天或全天接种服务。

在接种管理方面，接种门诊开展分时段预约，控制接种人数和陪同人员，受种者和陪同人员需凭"杭州健康码"绿码进入预防接种门诊。

二、全域优先接种重点人员模式

以浙江省衢州市为例。衢州市全域在浙江为低风险地区。该市自 2020 年 2 月 17 日起预防接种门诊恢复对重点人群（母亲乙肝表面抗原阳性或不详母亲所生新生儿，未接种过脊灰疫苗、麻疹疫苗的儿童）开展重点疫苗（乙肝疫苗、首剂含脊髓灰质炎成分疫苗、首剂含麻疹成分疫苗）接种服务。另外，预防接种门诊在开展上述疫苗预防接种服务的基础上，根据实际工作量陆续对其他未种疫苗开展查漏补种。

该地区要求在预防接种门诊入口处设置导医服务，落实对进入人员的体温测量和健康状况询问，并做好相关记录。预防接种门诊严格落实独立区域和专门通道，与医院共用一个通道的接种单位应暂缓接种，改造达到要求后方可开展接种。对预防接种人员进行管控，不得安排参加新冠肺炎疫情防控工作并接触确诊病例、疑似病例、隔离观察人员和来自疫区人员参加预防接种工作。预防接种门诊医生根据疾控机构建议的重点人群及儿童既往接种疫苗情况综合评估预约对象，以电话预约的方式通知家长。为避免人员聚集，要求预防接种门诊每小时接种人数不超过 10 人，且原则上每名受种者只允许 1 名陪同人员进入接种门诊。受种者及其陪同人员需填写健康申报书，确认近 14 天无发热史、没有去过疫区、没有接触过新型冠状病毒感染病例和未处于医学观察期者。

三、全域全疫苗开设开放模式

以浙江省舟山市为例。舟山市全域在浙江省为低风险地区。该市自 2020 年 2 月 9 日起，预防接种工作按照分段、错时的原则逐步恢复，并对门诊设置、流程管理、个人防护等方面进行更细化的要求。在门诊设置方面，要求门诊要与发热门诊、普通门诊、注射室、病房、放射科等科室分开，并保持一定距离，有条件的预防接种门诊建议为接种开辟单独通道进出。在流程管理方面，实施门诊主动预约接种，预约过程对受种儿童及家长进行排查，对四种情形之一的受种对象暂缓接种：

① 新型冠状病毒感染者治愈后仍在接受隔离医学观察期的；

② 新型冠状病毒感染者密切接触者仍在隔离医学观察期的；

③ 从外地回舟山仍处在隔离或者居家医学观察期的；

④ 近 14 天内有发热症状的。

在个人防护方面，接种人员在一级防护（具体防护内容详见第四章第二节）的基础上加戴乳胶手套。要求家长和儿童佩戴口罩，儿童不配合戴口罩的，应用哺乳巾或其他遮盖物遮住口鼻。提醒要求家长在预防接种门诊内与其他儿童及家长保持适当距离，建议至少在 1.5m 以上。

 ## 第三节 "健康码"介绍

"健康码"是以个人申报的诚信数据为基础，由市民或者返工返岗人员通过自行网上申报，经后台审核后，即可生成属于个人的二维码。该二维码作为个人在本地区出入通行的一个电子凭证，实现一次申报，全市通用。

2020 年 2 月 11 日，浙江省杭州市率先推出健康码模式，实施市民和拟进入杭州人员的"绿码、红码、黄码"三色动态管理（图10），并与钉钉企业复工申请平台打通。市民和拟进入杭州人员可通过支付宝 APP 等渠道自行在线申报，在填写健康信息、14 天内是否接触过新冠肺炎确诊病人或疑似病人等信息后，通过审核后将产生一个颜色码，领取绿码的人员凭码通行，领取红码和黄码的人员需按规定隔离并进行健康打卡，满足条件后将转为绿码。大量返岗复工人员在支付宝内申领健康码，上线首日访问量即达到1000 万。

图10　杭州健康码

2020年2月16日，在国务院办公厅电子政务办的指导下，为助力各地区疫情精准防控和分类有序复工复产，在充分总结借鉴浙江等地方推行健康码模式的经验基础上，支付宝正基于全国一体化政务服务平台，加快研发全国疫情防控健康码系统。

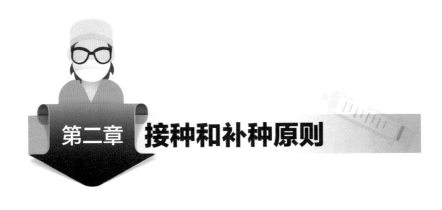

第二章 接种和补种原则

第一节 疫苗推迟接种的影响

　　因防控新发呼吸道传染病疫情需要，为减少人员聚集，降低疾病传播风险，部分预防接种门诊暂停预防接种服务，部分儿童会存在推迟接种的情况。由于近年来我国免疫相关传染病发病平稳，免疫规划疫苗接种率维持在较高水平，对于群体而言短期推迟预防接种对免疫相关传染病发病影响不大。对受种者个体而言，由于儿童免疫系统发育的不断完善，推迟接种一般不影响免疫效果。目前研究结果也显示短期推迟接种对疫苗安全性和有效性的影响有限，但一定程度上会使儿童获得免疫保护的时间延迟，增大了暴露后发病的风险。

　　一般来说，需要多剂次接种的疫苗，未按照间隔时间接种，无需重新按照免疫程序接种，只需补种未完成的剂次即可，因为已接种的疫苗抗原在刺激机体产生免疫应答的同时也会产生免疫记忆，在遇到同样疫苗抗原再次刺激时会产生回忆反应，可使抗体升高，推迟接种或补种疫苗不会影响疫苗的效果。

第二节 疫苗补种原则

疫苗补种有以下几个原则。

（1）当免疫规划疫苗和非免疫规划疫苗接种时间冲突时，应优先保证接种免疫规划疫苗及其延续剂次或者受种者自主选择的可替代相应免疫规划疫苗的非免疫规划疫苗。

（2）当免疫规划疫苗之间接种时间冲突时，原则上优先接种含脊髓灰质炎（简称脊质）成分疫苗、含麻疹成分疫苗和乙肝疫苗，特别是母亲 HBsAg 阳性的婴儿乙肝疫苗延续剂次。

（3）当非免疫规划疫苗接种时间冲突时，在遵循受种者自愿的原则上优先接种有最迟接种月龄限制的疫苗。

（4）同时接种可使受种者及时完成疫苗的免疫程序，尽早得到免疫保护，同时也可减少受种者前往接种门诊的次数，因此鼓励对符合条件的受种者同时接种多种疫苗，但需遵循以下原则：①免疫规划疫苗和非免疫规划疫苗均可按照免疫程序或补种原则同时接种，除非非免疫规划疫苗说明书中有特别说明的情况；②同时接种两种及以上注射类疫苗应在不同部位接种，严禁将两种或多种疫苗混合吸入同一支注射器内接种，除非疫苗说明书有特殊规定的。若未能同时接种应遵循以下原则：a. 两种及以上的注射类减毒活疫苗应间隔≥28 天进行接种；b. 灭活疫苗和口服类减毒活疫苗，如与其他种类疫苗（包括减毒和灭活）未同时接种，原则上对接种间隔不作限制，除非疫苗说明书中有特别说明的情况。

第三节 免疫规划疫苗补种说明

免疫规划疫苗是由政府提供免费接种的疫苗，疾病负担是疫苗是否纳入免疫规划的一个重要考量因素，因此在进行疫苗补种时应优先考虑接种可预防的疾病危害较大、传染性较强的疫苗，例如含脊髓灰质炎成分疫苗可预防疾病危害大的脊髓灰质炎（小儿麻痹症），含麻疹成分疫苗可预防传染性强的麻疹。除此之外还应考虑重点人群，如儿童若其母亲为乙肝表面抗原阳性患者，则该儿童存在产程中暴露风险，为避免成为乙肝慢性携带者或乙肝患者，除了做好出生时尽早接种乙肝疫苗和乙肝免疫球蛋白外，还要及时接种后续两剂次的乙肝疫苗。因此，及时有序开展免疫规划疫苗补种工作是保障儿童健康的重要基础。

一、卡介苗

对31～33周早产儿卡介苗接种的研究显示，出生接种和6月龄后接种结核菌素试验阳性率及形成卡痕率分别为94.2%和89.5%，差异无统计学意义，且6月龄之后接种卡介苗的副作用并未增加。因疫情导致的延迟接种时可以待接种条件恢复后及时补种，4周岁之前的任何时间完成接种即可。不足3月龄儿童可直接补种。超过3个月龄未能接种，需要先进行皮试。3月龄至3岁儿童对结核菌素纯蛋白衍生物或卡介菌蛋白衍生物试验阴性者，应予补种。超过4岁（含4岁）儿童不予补种。已接种卡介苗的儿童，即使卡痕未形成也不再予以补种。

二、乙型肝炎疫苗

有研究比较了两种不同的乙型肝炎（乙肝）接种程序的免疫效果，即0-2-9和2-4-9月龄，两组14月龄的检测结果显示发现后者的抗体滴度高于前者，免疫原性更强。另一项随机单盲研究比较了0-6-14周和6-10-14周两种不同的接种程序，结果显示两组的抗体阳性率分别为97.3%和94.6%，无明显差异，且安全性均良好。因疫情导致的延迟接种时可以待接种条件恢复后及时补种，建议在12月龄之前完成3剂次接种，其中第1与第2剂间隔应≥28天，第2与第3剂间隔应≥60天。对于超过12月龄未完成全程免疫程序者，需尽早补种，补齐未接种剂次。

三、含脊髓灰质炎成分疫苗

在新发呼吸道传染病疫情下，婴儿可能会面临三种情况的延迟接种：①满 2 月龄尚未接种；②接种了第 1 剂次或 2 剂次，第 2 剂次或 3 剂次延迟；③满 4 岁龄，第 4 剂次延迟。一项荟萃研究发现接种 1 剂次或 2 剂灭活脊髓灰质炎疫苗后，3 种血清型抗体阳转率分别可达 33%、41%、47% 和 79%、80%、90%，接种间隔＞4 周婴儿血清抗体阳转率高于＜4 周的。以色列一项采用 2-3.5-10 月龄程序接种脊髓灰质炎疫苗结果显示，4 岁时有 85% 的儿童免疫抗体呈阳性，显示了良好的长期保护性。接种条件恢复后，优先补种本疫苗。对于迟种、漏种儿童，补种相应剂次即可，无需重新开始全程接种。＜4 岁儿童未达到 3 剂（含补充免疫等），应补种完成 3 剂；≥4 岁儿童未达到 3 剂（含补充免疫等），应补种完成 4 剂。补种时两剂次脊髓灰质炎疫苗之间间隔≥28 天。如果儿童已按疫苗说明书接种过灭活脊髓灰质炎病毒疫苗单苗或含脊髓灰质炎疫苗成分的联合疫苗，均可视为完成相应剂次的脊髓灰质炎疫苗接种。

四、无细胞百白破疫苗

在新发呼吸道传染病疫情下，婴儿可能会面临三种情况的延迟接种：①满 3 月龄尚未接种；②接种了第 1 剂次或 2 剂次，第 2 剂次或 3 剂次延迟；③满 18 月龄，第 4 剂次延迟。一项队列研究比较了分别采用 3、5 月龄和 2、4、6 月龄接种的儿童，发现在接种后 1 个月和 7 个月 2 剂次的抗毒素血清低于 3 剂次，但在 12～13 月龄加强后，两组的免疫原性差异不大。说明即使延迟接种或在半岁之内剂次接种不够 3 次，只要在 12～13 月龄加强 1 剂仍然可获得同等免疫效力。对于 0～2 岁的儿童，在 12 月龄之内，任何时间接种 3 剂的总有效率都在 90% 以上。对于满 18 月龄的婴幼儿，由于接种了基础 3 剂获得了较强的保护，第 4 剂次间隔 12～23 个月加强不会影响免疫原性和效价，延迟至 24 月龄接种具有同等效力。接种条件恢复后，优先补种本疫苗。对于尚未接种任何剂次百白破疫苗的婴儿，由于其基本无法获得母传的保护性抗体，难以预防百日咳发病，如短时间内无法获得接种，建议严格居家隔离，监护人做好防护措施。3 月龄至 5 岁未完成百白破规定剂次的儿童，需补种未完成的剂次，前三剂每剂间隔≥28 天，第 4 剂与第 3 剂间隔≥6 个月。≥6 岁接种百白破和白破疫苗累计＜3 剂的儿童，用白破疫苗补齐 3 剂；第 2 剂与第 1 剂间隔 1~2 个月，第 3 剂与第 2 剂间隔 6~12 个月。

五、含麻疹成分疫苗

在新发呼吸道传染病疫情下，婴儿可能会面临两种情况的延迟接种：①满 8 月龄尚未接种首剂；②接种了第 1 剂次，满 18 月龄剂次延迟。国内有学者对不同起始月龄含麻疹成分疫苗首剂次接种的抗体水平分析显示，接种起始月龄为 8~12 月龄与＞12 月龄两组的保护率和抗体水平并无差别。从全球大量研究的结果来看，8~9 月龄和 11~12 月龄接种第 1 剂含麻疹成分疫苗的血清阳转率中位数分别为 89.6% 和 99.0%。基于上述证据，部分欧美国家推荐首剂含麻疹成分疫苗在 12 月龄接种。在新发呼吸道传染病疫情下，如未能按照免疫程序及时获得接种，建议 12 月龄之前任何时间完成 1 剂接种。第 2 剂补种应与前剂次疫苗间隔≥28 天。为控制低年龄麻疹病例，建议满 8 月龄儿童应尽早接种含麻疹成分疫苗。如需接种多种疫苗但无法同时完成接种时，则优先接种麻腮风疫苗；若未能与其他注射类减毒活疫苗同时接种，则需间隔≥28 天。注射免疫球蛋白者应间隔≥3 个月接种麻腮风，接种后 2 周内避免使用免疫球蛋白。

六、流行性乙型脑炎减毒活疫苗

在新发呼吸道传染病疫情下，婴儿可能会面临两种情况的延迟接种：①满 1 周岁尚未接种；②接种了第 1 剂次，2 岁龄剂次延迟。国内研究报道 12~24 月龄儿童接种 1 剂乙脑减毒活疫苗后抗体阳性率为 87.2%。≤14 岁适龄儿童，未接种流行性乙型脑炎疫苗者，如果使用流行性乙型脑炎减毒疫苗进行补种，应补齐 2 剂，接种间隔≥12 个月。注射免疫球蛋白者应间隔≥3 个月接种乙脑减毒活疫苗。在当前疫情形势下，如未能按照免疫程序及时获得接种，建议于 24 月龄之前任何时间完成 1 剂次乙脑减毒活疫苗接种。

七、含流行性脑脊髓膜炎成分多糖疫苗

在新发呼吸道传染病疫情下，婴儿可能会面临三种情况的延迟接种：①满 6 月龄尚未接种；②接种了 1 剂次，第 2 剂次延迟；③ 3 岁或 6 岁剂次延迟。国内研究对健康儿童流行性脑脊髓膜炎（简称流脑）A 群和 C 群抗体水平监测及 A+C 群流脑疫苗免疫效果分析显示，接种了 1 剂次含流脑成分多糖疫苗后，抗体阳性率为 80%～100%，显示了较好的免疫原性。另有研究对 2～17 岁儿童和青少年以及≥18 岁成人接种 A 群流脑多糖疫苗或 A 群 C 群流脑多糖疫苗 1 剂，均可对疫苗覆盖血清群产生较好免疫应答。在新发呼吸道传染病疫情下，<24 月龄儿童补齐 A 群流脑多糖疫苗剂次，两剂次间隔≥3 个月。≥24 月龄儿童补齐 A 群 C 群流脑多糖疫苗剂次，不再补种 A 群流脑多糖疫苗。A 群 C 群流脑多糖疫苗第 1 剂与 A 群流脑多糖疫苗第 2 剂，间隔≥12 个月。A 群 C 群流脑多糖疫苗 2 剂次间隔≥3 年，3 年内避免重复接种。对于≤18 月龄儿童，如已按流脑结合疫苗说明书接种了规定的剂次，可视为完成流脑疫苗基础免疫；加强免疫应在 3 岁和 6 岁各接种 1 剂流脑多糖疫苗。

八、甲型肝炎减毒活疫苗

由于甲型肝炎（简称甲肝）的传播途径主要为粪口传播，目前居家隔离的情况下感染风险较低。因疫情导致的延迟接种时可以待接种条件恢复后及时补种，建议于 24 月龄之前任何时间完成 1 剂甲肝减毒减毒活疫苗接种。

免疫规划疫苗推迟接种儿童补种说明见表1。

表1　免疫规划疫苗推迟接种儿童补种说明

疫苗种类	补种原则	疫苗接种时限
乙肝疫苗	若出生24h内未及时接种，应尽早接种；对于未完成全程免疫程序者，需尽早补种，补齐未接种剂次即可	无
卡介苗	（1）出生体重<2500g的新生儿暂缓接种，待体重达到2500g后接种。 （2）未接种卡介苗（BCG）的<3月龄儿童可直接补种。 （3）3月龄至3周岁儿童对结核菌素纯蛋白衍生物（TB-PPD）或卡介菌蛋白衍生物（BCG-PPD）试验阴性者，应予补种。 （4）≥4周岁儿童不予补种。 （5）已接种BCG的儿童，即使卡痕未形成也不再予以补种	有，<4周岁
脊髓灰质炎疫苗	（1）对于脊灰疫苗迟种、漏种儿童，补种相应剂次即可，无需重新开始全程接种。<4周岁儿童未达到3剂次（含补充免疫等），应补种完成3剂次；≥4周岁儿童未达到4剂次（含补充免疫等），应补种完成4剂次。补种时两剂次脊灰疫苗之间间隔≥28天。 （2）无论在补充免疫、查漏补种或者常规免疫中发现脊灰疫苗为0剂次的目标儿童，前2剂次接种脊髓灰质炎灭活疫苗（IPV）。 （3）对于仅有口服Ⅰ型、Ⅲ型减毒株的脊髓灰质炎减毒活疫苗（bOPV）接种史［无IPV或三价脊髓灰质炎减毒活疫苗（tOPV）接种史］的儿童，补种2剂次IPV。 （4）既往已有tOPV免疫史（无论剂次数）而无IPV免疫史的迟种、漏种儿童，用现行免疫规划用bOPV补种即可，不再补种IPV	无
百白破疫苗	（1）3月龄至5周岁未完成百白破疫苗（DTaP）规定剂次的儿童，需补种未完成的剂次，前3剂次每剂次间隔≥28天，第4剂次与第3剂次间隔≥6个月。 （2）≥6周岁接种DTaP和白破疫苗（DT）累计<3剂次的儿童，用DT补齐3剂次；第2剂次与第1剂次间隔1～2个月，第3剂次与第2剂次间隔6～12个月	有，<6周岁使用DTaP，6～11周岁使用DT（儿童用）
白破疫苗	>6周岁未接种DT的儿童，补种1剂次	有，<12岁

疫苗种类	补种原则	疫苗接种时限
麻腮风疫苗	未完成 2 剂次含麻疹成分疫苗接种，使用麻腮风疫苗补齐	无
乙脑减毒活疫苗	未接种乙脑疫苗者，如果使用乙脑减毒活疫苗进行补种，应补齐 2 剂，间隔≥12 个月	无
流脑疫苗	未接种流脑疫苗或未完成规定剂次的，根据补种时的年龄选择流脑疫苗的种类：<24 月龄儿童补齐 A 群流脑多糖疫苗（MPSV-A）剂次，≥24 月龄儿童补齐 A 群 C 群流脑多糖疫苗（MPSV-AC）剂次，不再补种 MPSV-A	有，MPSV-A：<24 月 龄；MPSV-AC：无
甲肝减毒活疫苗	未接种甲肝疫苗者，如果使用甲肝减毒活疫苗进行补种，补种 1 剂次	无

第四节　非免疫规划疫苗补种说明

非免疫规划疫苗是指由居民自愿接种的其他疫苗，是对免疫规划疫苗的有效补充，在预防和控制疫苗针对性疾病中亦发挥着重要作用。非免疫规划疫苗的接种和补种应严格按照各地疫苗接种方案或疫苗说明书执行，不允许超规定范围接种。部分非免疫规划疫苗因有最迟接种月龄限制的要求，应在条件允许的前提下应及时补种，若受种者超龄后无法补种，应提供替代方案或做好解释工作。

一、13 价肺炎球菌多糖结合疫苗（PCV13）

接种对象为 6 周至 15 月龄婴幼儿，原则上要求在 6 月龄完成 3 剂次基础免疫（每剂次间隔 4~8 周），12~15 月龄加强免疫 1 剂次。对于未完成全程免疫程序者，需在规定月龄内补齐未接种剂次。由于存在最迟接种月龄限制，会出现儿童无法完成全程免疫的情况，《肺炎球菌性疾病免疫预防专家共识（2017 版）》指出，儿童接种 PCV 基础免疫 2 剂次或 3 剂次后再加强 1 剂次后均能产生较好的免疫原性，只是基础免疫后抗体阳性率和抗体滴度前者略低于后者，加强免疫后 PCV 能产生良好的回忆反应。目前中国、美国、加拿大等采用"3+1"免疫程序，英国、丹麦等采用"2+1"免疫程序，尼加拉瓜等采用"3+0"免疫程序，均取得了较好的效果。

二、口服五价重配轮状病毒减毒活疫苗（Vero 细胞）

接种对象为 6 周至 32 周龄婴儿。6～12 周龄时开始口服第 1 剂次，每剂次接种间隔 4～10 周；第 3 剂次接种不应晚于 32 周龄。由于存在最迟接种月龄限制，会出现儿童无法完成全程免疫的情况，根据美国的资料估计，基础免疫接种 1 次和 2 次会产生一定的保护效果，对 2 岁以内儿童预防住院和急诊就诊的保护效力约为 80%。

三、口服轮状病毒活疫苗

接种对象为 2 月龄至 3 周岁的婴幼儿，4 周岁以上儿童患轮状病毒感染性腹泻风险减低，不再接种。

四、b 型流感嗜血杆菌结合疫苗（Hib 疫苗）

接种对象为 2 月龄至 5 岁的儿童，5 岁以上健康人群感染 Hib 侵袭性疾病风险较低，不再接种。

五、肠道病毒 71 型灭活疫苗（EV71 疫苗）

接种对象为 6 月龄至 5 周岁易感者。由于 5 岁以上儿童和成人的发病率很低，其使用 EV71 疫苗成本效益欠佳，因此不推荐 5 岁以上人群接种 EV71 疫苗。

六、吸附无细胞百白破灭活脊髓灰质炎和 b 型流感嗜血杆菌（结合）疫苗（五联疫苗）

适用于 2 月龄及以上的婴幼儿，在 2-3-4 月龄，或 3-4-5 月龄进行 3 剂次基础免疫；在 18 月龄进行 1 剂次加强免疫。由于缺乏

2 岁以上儿童接种五联疫苗临床试验数据，故暂不推荐 2 岁以上儿童接种五联疫苗。若儿童无法在规定年龄内完成五联疫苗全程免疫，可接种相应成分的单苗以完成免疫。

七、无细胞百白破 b 型流感嗜血杆菌联合疫苗（四联疫苗）

适用于 3 月龄以上婴儿，3-4-5 月龄基础免疫，18～24 月龄加强免疫。由于缺乏 2 岁以上儿童接种四联疫苗临床试验数据，故暂不推荐 2 岁以上儿童接种四联疫苗。若儿童无法在规定年龄内完成四联疫苗全程免疫，可接种相应成分的单苗以完成免疫。

八、A 群 C 群脑膜炎球菌（结合）b 型流感嗜血杆菌疫苗（三联疫苗）

适用于 2～71 月龄婴幼儿和儿童。若儿童无法在规定年龄内完成三联疫苗全程免疫，可接种相应成分的单苗以完成免疫。

九、流行性乙型脑炎灭活疫苗

适用于 8 月龄至 10 周岁儿童和由非疫区进入疫区的儿童和成人。基础免疫 8 月龄接种 2 剂次，间隔 7～10 天，加强免疫为 2 周岁和 6 周岁各接种 1 次。因故在 7～10 天内未完成 2 剂次基础免疫的儿童，现有数据表明推迟接种免疫效果不受影响，无需重新接种，只需补齐相应剂次即可。

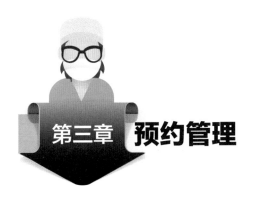

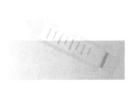

第三章 预约管理

第一节 预约方式

　　预防接种预约可采用电话、短信、手机 APP、微信等方式进行，最好能够结合儿童预防接种信息开展有针对性的预约，便于控制人流量，为儿童提供精准预约服务。

第二节 对象筛选

　　（1）全面开展预防接种工作的区域，重点关注近 14 天儿童外出史、就诊史等信息，流动儿童及陪同人员要提供"健康码"。

　　（2）优先接种和分批接种的区域，预防接种门诊在受种者筛选方面建议按照以下原则基于在册管理的儿童中选择部分重点儿童进行主动电话预约接种：

　　① 母亲乙肝表面抗原阳性婴儿的乙肝疫苗延续剂次接种；

　　② 麻疹成分或脊灰成分疫苗零剂次儿童；

　　③ 其他免疫规划疫苗剂次接种；

　　④ 既往已经接种非免疫规划疫苗，且即将超年龄范围的儿童。

有关疫苗的接种和补种严格按照当地预防疫苗预防接种方案执行，不允许超方案规定的范围接种。

第三节　社会宣传

通过广播、电视、报纸等媒体告知儿童家长辖区内接种门诊将逐步恢复疫苗接种服务的事项，包括已经恢复接种服务的接种门诊名称和开诊时间。开展社会宣传，把近期暂停预防接种服务，以及恢复服务初期因控制人员聚集而仅提供针对部分重点人群或特定的疫苗种类开展接种服务的考量解释到位，同时也要告知当前防控形势下暂缓疫苗接种对儿童健康风险影响较小，取得家长的理解和支持。

第四节　告知预约对象

在预约阶段，各接种门诊对照预约对象筛选原则，结合服务能力，从在册儿童中选出重点对象，建议家长通过网络、电话、短信、家长 QQ（或微信）群等方式预约，重点推荐一对一进行的电话预约，预约时需要明确预约日期、具体时间段、疫苗种类等信息（参见附录 B　疫情期间预防接种预约记录表），同时告知以下内容：

（1）受种者和陪同人员前往接种门诊前自测体温，如果有发热或其他不适，及时和接种门诊联系并取消预约，暂缓接种。

（2）严格限制陪同人员数量，建议每名 1 岁以下受种儿童陪同家长不超过 2 名，1 岁以上儿童陪同家长限 1 人，成人接种不陪同，所有前来接种门诊的人员必须在 14 天内无外出史，无发热、咳嗽、流涕、腹泻等症状，也没有接触过新发呼吸道传染病病例和隔离观察对象。

（3）来接种门诊必须佩戴无通气阀的口罩，途中尽量不要乘坐公共交通，减少与人群接触。

（4）到接种门诊后首先出示受种者和陪同人员的健康码，无法申请健康码的儿童可补填健康申报（参见附录 C　儿童预防接种服务健康申报表)，配合工作人员测量体温，做好手消毒，接种期间与其他人员保持 1m 以上距离，受种者和陪同人员多穿衣服注意保暖，接种后尽快穿好衣服，留观 30min 结束后尽快回家，减少不必要的停留时间。

（5）接种后需适当休息，多饮开水，注意保暖，如有发热和局部红肿，一般都无需特殊处理能自行缓解；如遇无法处理的不适反应，可及时电话联系接种门诊或前往医院就诊。

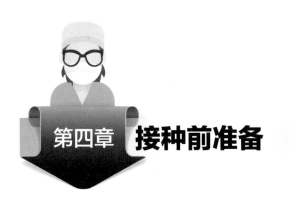

第四章 接种前准备

第一节 预防接种门诊消毒

　　接受预防接种的人群一般为健康人群，但是为了防止处于新发呼吸道传染病潜伏期的人员携带儿童到预防接种门诊接种，预防接种门诊在做好预检、告知、接种等工作的同时，也要规范实施消毒工作。参考相关规范文件，结合预防接种门诊现状，疫情期间建议预防接种门诊建立《疫情期间预防接种门诊消毒隔离制度》（附录 D），要求各接种环节严格按照制度实施消毒工作。

一、空气消毒

　　首选自然通风，尽可能勤开门窗通风换气，确保接种前和接种后至少通风 1 次，每次不少于 30min。无开窗条件的，开启空调新风系统强排以增加换气次数。应停止使用风管系统中央空调；带末端独立供暖功能的冷媒系统或水冷系统中央空调可以使用，但应定期清洗消毒回风口过滤网。回风口过滤网清洗可使用有效氯 1000mg/L 消毒剂浸泡消毒 30min，清水冲洗并晾干后重新使用。条件允许时，可在室内设置符合国家标准的空气消毒机。配备紫外线灯的接种门诊在每日接种结束后开启紫外线灯进行消毒，消毒时间

60min。新装紫外线灯管照射强度应≥90UW/cm^2，使用中的紫外线灯管照射强度应≥70UW/cm^2，<70UW/cm^{2}的灯管应及时更换，紫外线灯按每立方米空间≥1.5W安装，紫外线灯管表面应保持洁净，每2周用75%酒精擦拭1次。

二、环境、物品表面消毒

对地面、桌面、物品表面、儿童玩具、台面、接种器械、家长接触的门窗等开展预防性消毒，可以用250～500mg/L有效氯消毒剂进行喷洒或擦拭消毒，作用时间不少于30min。平整光滑的以擦拭为主，无法擦拭的可选用喷洒方式。使用的是含氯消毒剂，手部频繁接触部位在作用到规定时间后必须用清水再擦拭一遍，以去除消毒剂残留。卫生清洁用具清洗干净后，可用有效氯含量为500mg/L含氯消毒剂浸泡或擦拭消毒，作用30min，再用清水冲洗干净，晾干待用。

在消毒完成后，根据实际情况将消毒情况记录在《预防接种门诊消毒记录表》（附录E）。

新发呼吸道传染病流行期间预防接种门诊消毒技术见表2。

表2　新发呼吸道传染病流行期间预防接种门诊消毒技术

名称	位置	消毒方法	消毒周期	备注
通道（过廊）	建议设立预防接种专用通道	地面拖拭或喷雾器喷洒，有效氯浓度250～500mg/L	每半天结束接种后1次	建议设置防滑地垫
楼梯（包含扶手、电梯按键）	楼道	地面拖拭/扶手擦拭，有效氯浓度250～500mg/L	每半天结束接种后1次，高峰时段过后建议增加1次	
接种区域	地面、座椅、登记台、预检台等	地面拖拭/座椅等擦拭，有效氯浓度250～500mg/L	每半天结束接种后1次；接种过程中有污染后随时消毒	

名称	位置	消毒方法	消毒周期	备注
空调等通风设备	各室内区域	分体式空调的回风网用有效氯浓度不低于1000mg/L的消毒液浸泡30min后再用清水洗净并晾干	每周一次	建议关闭中央空调
接种台及其附属物品	接种区域	台面、座椅等擦拭，有效氯浓度250～500mg/L，接种器材按照预防接种工作规范消毒	每半天结束接种后消毒并洗净	
其他接种相关物品	接种区域	告知和"一验证"的签核或签字物品旁，建议配备免洗消毒洗手液	随时	
卫生间	地面、便池	地面拖拭/便池擦拭或冲刷，有效氯浓度不低于500mg/L	至少每半天结束接种后1次	
母婴室	物品表面、地面	有效氯浓度250～500mg/L进行擦拭	每半天结束接种后1次	
儿童游乐区域	物品、玩具、地面、墙壁等	地面拖拭/其他擦拭，有效氯浓度250～500mg/L	每半天结束接种后1次，有污染随时消毒	建议关闭儿童游乐区
精密电子产品、仪器设备	表面	使用75%酒精擦拭消毒	每天接种操作结束后	
其他	皮具、高档家具等易腐蚀物表	复合季铵盐类产品擦拭消毒，有效浓度1000～2000mg/L	定期	
污染物品和呕吐物等	少量污染物可用一次性吸水材料（如纱布、抹布等）蘸取5000～10000mg/L的含氯消毒液（或能达到高水平消毒的消毒湿巾/干巾）小心移除			

备注：

1. 易腐蚀的物品、扶手、台面等在消毒30min后用清水擦拭。

2. 建议关闭风管系统中央空调装置，温度较低的地区可在接种台旁增加非送风式区域供暖设备。

3. 喷洒后地面做好防滑提示或设置防滑垫。

4. 定期检查消毒用品效期、包装等信息，检查消毒用的通风装置、紫外线灯、含氯消毒液等设备效能是否符合消毒工作要求。

第二节　个人防护

在新发呼吸道传染病疫情防控期间，进入预防接种门诊的人员应按要求做好个人防护，佩戴口罩，未佩戴口罩者禁止入内（无法佩戴口罩的儿童除外），注意手部卫生。

一、家长和儿童防护

根据国务院应对新型冠状病毒肺炎疫情联防联控机制《关于印发不同人群预防新型冠状病毒感染口罩选择与使用技术指南的通知》（肺炎机制发〔2020〕20 号），到预防接种门诊接种疫苗的儿童和陪同的家长属于较低风险人群。

1. 成人

佩戴一次性医用口罩、有条件也可佩戴医用外科口罩或 N95 口罩，不建议佩戴有呼吸阀的口罩。在接种门诊尽量避免摘脱口罩。

2. 儿童

儿童选用与一次性医用口罩性能相当的儿童型口罩，建议家长检查口罩气密性，看护好孩子不要在玩耍时摘脱口罩，同时注意观察儿童呼吸，避免佩戴口罩时间过长造成呼吸困难。不推荐儿童佩戴成人口罩，儿童脸形小，佩戴成人口罩密合性不好，起不到防护作用。无法佩戴口罩的儿童，家长应在避免窒息风险的前提下，用哺乳巾等物品掩着口鼻，尽量避免直接吸入飞沫。

3. 手卫生

在接种门诊期间尽量避免手触碰口鼻、面部，做好手部卫生。家长在接种门诊为儿童喂奶、换尿布前用洗手液规范洗手（见图 11 六步洗手法）或手消毒液做手部消毒。建议成人在进入接种门诊前使用手消毒液开展一次手消毒。

1.掌心相对揉搓　　2.手指交叉，掌心对手背揉搓　　3.手指交叉，掌心相对揉搓

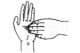

4.弯曲手指关节在掌心揉搓　　5.拇指在掌中揉搓　　6.指尖在掌心中揉搓

图11　六步洗手法

二、医务人员防护

医务人员个人防护共分三个等级。

一级防护：医用外科口罩、一次性工作帽、工作服、一次性医用手套等。

二级防护：N95 口罩或医用外科口罩、一次性工作帽、防护眼镜（疑似或确诊病例采样人员加戴防护面屏）、工作服 (必要时应穿上连体防护服)、工作鞋、隔离服、橡胶手套、鞋套（或胶靴）。

三级防护：工作服、一次性工作帽、双层手套、一次性工作帽、防护服、KN95/N95 及以上颗粒物防护口罩或医用防护口罩或动力送风过滤式呼吸器、防护面屏或护目镜、工作鞋或胶靴、防水靴套。必要时，可加穿防水围裙或防水隔离衣。

医务人员从事预防接种工作期间均应采取一级防护措施。各岗位人员在上岗前测量体温，体温正常、无咳嗽等症状者，按照防护要求做好个人防护后，方可上岗。严禁带病或者不采取防护措施上岗。合理安排预防接种工作人员的工作时间，防止过度疲劳。各岗位人员防护措施见表3。

对于高风险时期的高风险岗位需要二级防护的情况，穿脱防护服按照《国家卫生健康委办公厅关于印发医疗机构内新型冠状病毒感染预防与控制技术指南（第一版）的通知》（国卫办医函〔2020〕65 号）要求操作。二级防护装备穿脱步骤见图12。

表3 各岗位人员防护措施

岗位	防护用品					备注
	医用外科口罩	一次性工作帽	工作服	一次性医用手套	免洗消毒洗手液	
入口分流岗位	√	√	√	—	√	人员进入接种门诊前进行手部消毒
维护秩序岗位	√	√	√	—	—	
预检分诊岗位	√	√	√	√	√	
告知岗位	√	√	√	√	√	家长签核处备免洗消毒洗手液
接种岗位	√	√	√	√	√	家长签核处备免洗消毒洗手液
消毒岗位	√	√	√			增加橡胶手套、橡胶靴

　　备注：接种门诊应合理安排工作人员的工作时间，加强症状监测，出现发热、咳嗽等症状者应及时排查。

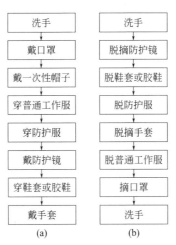

(a)　　　　　　　(b)

图12 二级防护装备穿脱步骤

　　备注：1.一次性医用外科口罩（N95口罩）、防护服或者隔离衣等防护用品被患者血液、体液、分泌物等污染时应当立即更换。

　　2.脱防护服时开展每一个步骤前均要进行手消毒。

第三节　新生儿建档管理

疫情期间，为减少新发呼吸道传染病感染风险，建议新生儿建档多采用信息化管理方式或结合疫苗接种完成，减少前往预防接种门诊的次数。

（1）有条件的产科医院可根据儿童监护人信息、儿童出生信息及儿童卡介苗、乙肝疫苗接种信息为儿童在预防接种信息系统中建档，并发放《预防接种证》。若产科医院无法发放接种证，可将儿童建档信息推送给相应预防接种门诊，在儿童前往预防接种门诊接种后续疫苗时领取《预防接种证》。

（2）尚未实现产科医院预防接种信息化的地区，由预防接种门诊根据儿童监护人出示儿童户口簿、出生证以及出生时在出生医院接种的卡介苗、乙肝疫苗接种单等材料办理《预防接种证》，在预防接种系统内录入相关信息。

第四节　疫苗管理

一、疫苗使用数量测算

按照接种日需求准备疫苗，按照预约人数的 1.2 倍准备注射器和器材等。

二、疫苗码放要求

应按品种、厂家、批号、效期分类码放，不同品种间疫苗应留不少于 5cm 的间隙（见图 13）。过期疫苗应按报废疫苗处置，做好封存，不能存放在冷链设备中，做好警示标识以防误拿误用。在储存和运输环节中出现温度异常疫苗在没有确认能否继续使用时应

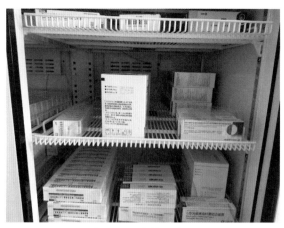

图13 疫苗码放

与正常疫苗隔离，单独存放并做好标识以防误拿误用。

三、冷链测温

每日 2 次（间隔至少 6h）对冷链进行温度监控记录，发现设备故障或储存温度异常的情况，应立即将疫苗转移至其他正常冷链设备，并按照要求做好疫苗温度异常登记，并如实向上级汇报。

四、疫苗盘点

每接种日前对需求备用的疫苗进行盘点，着重核查疫苗的批号效期，并对外观可疑疫苗拆封核查，同时注意疫苗的规格、剂型是否与受种对象相符。

五、报废和销毁

接种单位应当定期对储存的疫苗进行检查并记录，对包装无法识别、超过有效期、不符合储存温度要求的疫苗，应当逐级上报至县级疾病预防控制机构；需报废的疫苗，应当统一回收至县级疾病预防控制机构统一销毁。接种单位应当如实记录销毁、回收情况，销毁记录保存 5 年以上。

第五节　接种器材准备

确定接种对象，电话、网络等方式通知家长或其监护人之后，按照预防接种门诊的工作量准备接种相关的药品、器械等。

一、药品、器械及个人防护用品准备

（1）急救药品器械　常用急救药品器械包括 1∶1000 肾上腺素、葡萄糖生理盐水、25%～50% 葡萄糖注射液、地塞米松、抗过敏药、输液器、止血带、吸氧等急救设备和 1ml 注射器等。

（2）消毒器材准备　免洗消毒洗手液、含氯消毒液、医用消毒紫外线灯、75% 酒精、镊子、棉球杯、无菌干棉球或棉签、治疗盘等。

（3）体检器材准备　体温表（耳温枪、额温枪等）、儿童听诊器、压舌板、儿童血压计等。

（4）安全注射器材准备　注射器回收用安全盒、毁形器、消毒液容器及医疗废弃物桶等。

（5）个人防护用品准备　一次性医用外科口罩、一次性帽子、工作服等。

（6）取暖设备　电暖器等。

二、用品数量

急救类药械适量准备，一般准备 5 人份；其他药械按照接种预约数量的 1.2 倍准备。

三、核查

定期核查各类疫苗、药械的外观和有效期。必要时，更换相关药械。

四、主动预约者名单

根据预防接种门诊电话预约的结果（附录B），将预约儿童按照时段登记、汇总，并将名单提供给入口分流岗位人员。

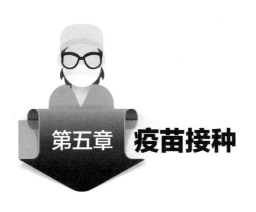

第五章　疫苗接种

第一节　入门前核验

预防接种门诊入口分流岗位工作人员需根据"主动预约者名单"核验是否为本次接种对象，对非本次预防接种的对象，向其做好解释工作并告知预约方式后劝离。如为上述重点人群、或接种有最迟接种月龄限制的疫苗者，做好登记，纳入后续预约管理目标。

针对本次预约的受种者及陪同人员，预防接种门诊工作人员需查看受种者和陪同人员符合条件的健康码，若无法申请健康码可补填健康申报表（附录C）。受种者及陪同人员健康码为绿码，无流行病学史、无相关症状且做好个人防护（佩戴无通气阀的口罩）者测量体温正常后方能进入接种门诊，进入门诊前进行手消毒。

为减少接种门诊内的人员聚集，原则上每名1岁以下受种儿童陪同家长最多不超过2名；1岁以上儿童陪同家长限1人；成人接种不建议陪同。

第二节　候诊流程

建议安排候诊和留观的工作人员负责候诊现场的秩序，受种者和陪同人员进入预防接种门诊后，应有序等候完成预防接种各个环节，与其他受种者及陪同人员保持适当距离，以家庭为单位间隔距离至少在 1m 以上。

有条件的预防接种门诊，可在候诊、留观区域进行预防接种知识和新发呼吸道传染病个人及家庭防护知识视频材料，提高群众科学防病技能。

 ## 第三节 预检流程

预检人员、受种者和陪同人员要做好个人防护工作。医务人员按照个人防护要求（第四章第二节）需佩戴医用外科口罩、一次性帽子和工作服，与受种者保持适当距离，每预检 1 名受种者进行 1 次手消毒。劝导受种者逐一进行预检，其他受种者应在 1m 外等候。询问受种者的健康状况，询问内容包括是否有发热、咳嗽、腹泻、过敏、癫痫、神经系统疾病、慢性疾病、使用药物等情况，结合预检综合判断健康状况。在询问健康状况同时，核查接种禁忌并如实记录。对于因有接种禁忌而不能接种的受种者，应向儿童家长或其监护人提出医学建议，主要操作步骤如下：

（1）查验接种证　核对姓名、性别、出生时间等儿童基本信息，确认是否是本次受种对象，判定本次应接种疫苗品种。

（2）健康状况筛查　健康史、患病史、家族史、用药史、过敏史、禁忌证等。

（3）必要时进行身体检查，检查方法及结果判断，详见《预防接种门诊健康预检告知技术指引》（附录 F）。检查结果登记入预防接种门诊预诊登记表。

（4）对不属于本次受种的对象，向儿童家长或其监护人做好解释工作并劝离；对于因有接种禁忌而不能接种的受种者，应向儿童家长或其监护人提出医学建议，并在接种卡（簿）或信息系统和接种证上记录标识。

第四节　登记流程

　　登记的医务人员应做好个人防护，需佩戴医用外科口罩、一次性帽子和工作服，与受种者保持适当距离，每登记 1 名受种者进行 1 次手消毒。劝导受种者逐一进行登记，其他受种者应等候，互相之间距离不小于 1m。主要操作内容如下：

　　（1）核实儿童姓名，核对信息系统和接种证记录的上一次接种记录，如不一致应查找原因，在相应载体上补录接种信息；如一致，判断本次接种疫苗的品种、接种日期是否合适等。

　　（2）告知受种者或其监护人所接种疫苗的品种、作用、禁忌证、可能出现的不良反应以及注意事项。受种者或其监护人自愿选择预防接种免疫规划疫苗同品种的非免疫规划疫苗时，接种单位应当告知费用承担，预防接种异常反应补偿方式，接种疫苗的品种、作用、禁忌证、可能出现的不良反应以及注意事项。

　　（3）告知完成后，受种者或其监护人签署所接种疫苗纸质或电子知情同意书。

　　（4）在预防接种信息系统中登记本次接种疫苗的相关信息。

　　（5）判断下次应接种疫苗品种和接种日期，并预约登记。告知家长下次接种疫苗的种类、时间、地点，提醒家长可以在预约接种当天，通过一些简单的观察来判断和确定儿童是否可以接种（如测量体温等），或直接咨询预防接种门诊医生，若接种当天儿童有发热、腹泻、呕吐等症状，家长就可不必带儿童前来接种。对于预约当天不能来接种的，需要家长通过电话等方式向预防接种门诊人员说明情况，并续约下次接种时间。打印下次接种疫苗信息（预约日期、预约疫苗名称及针次等）。

　　（6）提醒受种者或其监护人进行手消毒，引导其前往接种室进行本次接种。

第五节　接种流程

　　接种人员需佩戴医用外科口罩、一次性帽子和工作服，每接种1名受种者进行1次手消毒。接种岗位免洗消毒液和"三查七对一验证"设备见图14。

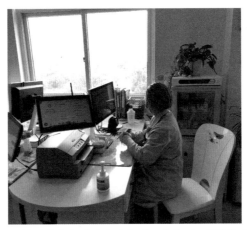

图14　接种岗位免洗消毒液和"三查七对一验证"设备

1."三查七对一验证"

　　实施接种前，接种人员要做到"三查七对一验证"，做到受种者、预防接种证和疫苗信息相一致，确认无误后方可实施接种。

　　（1）"三查"　一是检查受种者健康状况和核查接种禁忌，核查受种者体温、接种部位皮肤等状况，核查受种者或其监护人报告的接种禁忌；二是查对预防接种证，查对预防接种证受种者和接种疫苗等信息，同时与预防接种个案信息系统、预防接种卡核对疫苗和接种相关信息；三是检查疫苗、注射器的包装和外观是否正常，检查疫苗批号，检查疫苗和注射器是否在有效期内。

　　（2）"七对"　指核对受种者的姓名、年龄和所接种疫苗的品名、规格、剂量、接种部位、接种途径。

（3）"一验证" 指接种前请监护人或受种者验证接种疫苗的种类和有效期。

2. 步骤

接种实施时，接种注射型疫苗需用灭菌镊子夹取 75% 酒精棉球或用无菌棉签蘸 75% 酒精，由内向外螺旋式对接种部位皮肤进行消毒，涂擦直径≥5cm，待晾干后立即接种。禁用 2% 碘酊进行注射部位皮肤消毒。按规定的接种途径和方法进行接种（图15～图19），针对无法佩戴口罩的婴儿或需要口服接种的受种者，接种人员应避免呼吸道的近距离接触。接种过程中受种者应注意保暖，接种后尽快穿好衣服。

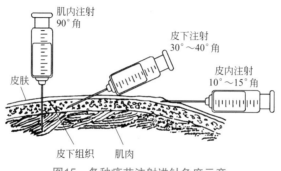

图15　各种疫苗注射进针角度示意

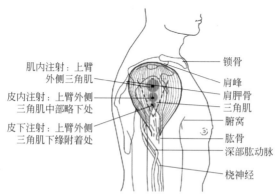

图16　皮下、皮内、肌内注射位置示意

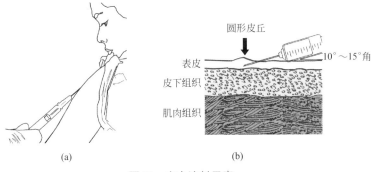

图17　皮内注射示意
（适用于卡介苗的注射）

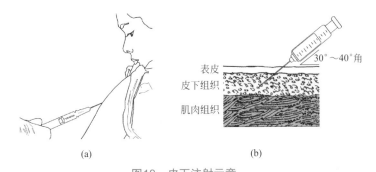

图18　皮下注射示意
（适用于含麻疹成分疫苗、乙脑疫苗、A 群流脑多糖疫苗、A 群 C 群流脑多糖疫苗、甲肝减毒活疫苗、钩体疫苗等的注射）

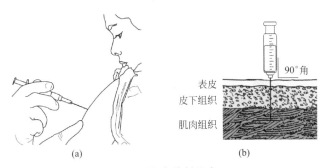

图19　肌内注射示意
（适用于百白破疫苗、白破疫苗、乙肝疫苗、脊灰灭活疫苗、甲肝灭活疫苗、出血热疫苗等的注射）

3. 接种后信息登记

实施接种后，接种人员应当在预防接种证上以及预防接种信息化系统中登记疫苗接种的相关信息，内容包括：疫苗的品种、上市许可持有人、最小包装单位的识别信息、有效期、接种时间、实施接种的医疗卫生人员、受种者等接种信息。其中，疫苗最小包装单位的识别信息是指疫苗批号。已实现疫苗扫码接种的单位，可通过扫描疫苗追溯码自动采集相关信息，并打印预防接种证。

第六节　留观流程

告知儿童监护人，受种者在预防接种后按照要求到指定区域留观 30min 方可离开，受种者和监护人在公共场所不要随意触摸、奔跑打闹，留观时与其他人员保持适当距离，建议至少 1m 以上。受种者在现场留观期间出现不良反应的，医疗卫生人员应当及时采取救治等措施，出现严重异常反应的，必要时转院救治。

告知家长或监护人婴幼儿接种疫苗后，保持注射部位皮肤清洁，不要让宝宝抓挠。当天不宜洗澡，2~3 天不要做剧烈活动。

疑似预防接种异常反应（AEFI）的处置：由于个体体质差异，极少数人在接种后会发生异常反应，如过敏性休克、喉头水肿等，往往就出现在接种后的 30min 内。对疑似接种后出现异常反应的儿童应及时登记报告。

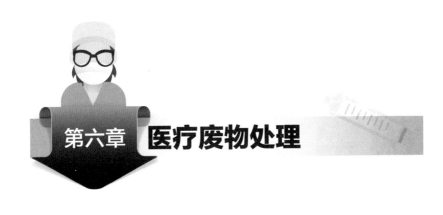

第六章 医疗废物处理

疫情期间，应加强医疗废物处置管理，防止院内感染。预防接种门诊应当建立、健全医疗废物管理责任制，其法定代表人为第一责任人；应当制定与医疗废物安全处置有关的规章制度和在发生意外事故时的应急方案。

疫情期间，应将接种门诊工作人员使用过的一次性防护用品统一作为医疗废物处置管理。受种儿童及陪护人员使用过的口罩、面巾纸等，同样作为医疗垃圾处理。

医疗废物的处置需遵循《医疗废物管理条例》（2011年1月8日修订）和《医疗卫生机构医疗废物管理办法》（2003年8月14日发布）的要求，规范使用双层黄色医疗废物收集袋封装后按照常规处置流程进行处置。医疗废物处置管理可参照以下原则。

一、定点投放

除常规医疗废物桶外，在工作人员更衣室、工作场所、公共区域等设置医疗废物桶或垃圾桶（加盖），供定点投放使用过的口罩、面巾纸等。公共区域设置的医疗废物桶，应标识醒目、引导投放。

医疗废物的暂时贮存设施、设备，应当远离医疗区、食品加工区和人员活动区以及生活垃圾存放场所，并设置明显的警示标识和防渗漏、防鼠、防蚊蝇、防蟑螂、防盗以及预防儿童接触等安全措施。

预防接种门诊产生的医疗废物禁止在非贮存地点倾倒、堆放医疗废物或者将医疗废物混入其他废物和生活垃圾。

二、定人管理

要落实专人对接种门诊产生的医疗废物进行管理，并对医疗废物进行登记，登记内容应当包括医疗废物的来源、种类、重量或者数量、交接时间、处置方法、最终去向以及经办人签名等项目。登记资料至少保存3年。医疗废物专用包装物、容器，应当有明显的警示标识和警示说明。详细填写《医疗废弃物交接记录单》（附录G）。

三、定时收集

每日至少1次对定点投放的医疗废物进行收集清理，按照类别分置于防渗漏、防锐器穿透的专用包装物或者密闭的容器内。

四、定车转运

对医疗垃圾应使用专用车辆（推车）转运，避免与生活垃圾混运。

五、定岗培训

按照院感防护要求，对接种门诊医务人员、保洁人员、医疗废物收集转运人员开展生物安全培训，细化岗位职责、个人防护等注意事项。

预防接种产生医疗废弃物的归类方法见表4。

表4 预防接种产生医疗废弃物的归类方法

名称	医疗废弃物种类	感染性废弃物	损伤性废弃物	药物性废弃物	普通垃圾
预防接种过程中产生的医疗废弃物					
棉球（签）	干棉球（签）	√			
	湿棉球（签）	√			
压舌板			√		
一次性汤匙			√		
外包装	疫苗盒子				√
	说明书				√
注射器	外包装				√
	针头		√		
	针管	√			
预冲式	针头		√		
玻璃安瓿瓶			√		
西林瓶	塑料盖				√
	橡胶盖（口服轮状病毒疫苗）				√
	瓶体				√
糖丸	外包装袋				√
	滴剂胶囊	√			
过期废弃疫苗				√	
其他医疗废弃物					
一次防护用品	口罩、帽子、隔离衣、手套、护目镜	√			
使用过的纸巾		√			

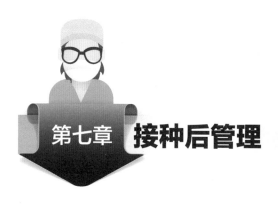

第七章 接种后管理

第一节 当次接种后管理

一、消毒管理

对家长或儿童触摸过的设备（告知和验证等硬件）、物品（签字笔等）进行擦拭或喷雾器喷洒消毒。见图20。触摸儿童皮肤后，医

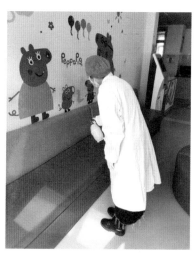

图20　接种后消毒

务人员清洁消毒双手。

二、医疗废物处理

使用后的自毁型注射器、一次性注射器处理严格按照《医疗废物处理条例》的规定执行（参照〈医疗废弃物处置方法〉）。

三、剩余疫苗管理

当次接种完成后记录疫苗及注射器的使用及废弃数量，剩余疫苗按以下要求处理：

（1）对使用时储存在合格冷链条件下未超过失效日期的剩余疫苗，应做好标记，放回冰箱保存并排于同类疫苗前面，以便于有效期内在下次接种时优先使用。

（2）将开启时间超过时限的疫苗废弃。原则上，多人份减毒活疫苗开启后超过 30min 应废弃，多人份灭活疫苗开启后超过 60min 应废弃，bOPV 开启后当日未使用完的疫苗应废弃。

 # 第二节　当日接种后管理

一、疫苗消耗与接种情况复核

（1）对当日消耗的各类疫苗数量进行盘点，同时对信息系统中登记的各类疫苗的接种对象数量、告知单签署数量、信息系统中疫苗消耗（库存余）量信息进行统计，复核四者是否一致。

（2）如出现差异，需查找差异出现的原因，如存在错种情况，要及时报告门诊领导，并追踪随访受种对象，密切关注其健康状况，出现反应情况及时送医诊疗。门诊需建立接种差错登记和责任追究制度并严格执行。

二、疫苗使用登记

（1）疫苗出入库登记　统计本日接种情况并做好出入库台账，下次接种的疫苗和注射器需用计划；清理核对儿童预防接种个案信息系统，确定需补种的人数和名单，下次接种前补发通知。

（2）废弃疫苗登记　废弃已开启并超过时限的疫苗，并做好疫苗报废登记。每月核查库存疫苗，及时清理过期、破损疫苗，办好报废手续；减少损耗，杜绝浪费。

（3）清理核对预防接种告知书，维护预防接种卡（簿）或儿童预防接种个案信息，整理下一接种日应种和到期未种的受种者清单并通知其预约方式和接种时间。

（4）统计本次预防接种情况和下次预防接种的疫苗使用计划，并按规定上报。

（5）清洁接种台冷藏设备，并按照工作规范要求及时对冰箱进行维护。

（6）每月按时向县级疾控机构上报下月各种疫苗实际需要量和每月接种疫苗消耗量。

第三节　期间核查

（1）接种单位的主管部门要定期对预防接种工作的规范开展情况进行检查，重点对疫苗批号、数量、效期等信息与出入库登记和信息系统内记录核查，并做好记录。

（2）辖区疾控中心应采取接种日现场观察、接种证抽查、台账检查、信息系统核对等形式不定期对门诊进行核查，每年对辖区内所有接种门诊进行全流程、全要素核查、覆盖核查一次。

第四节　疫苗冷链

　　健全冷链管理制度，冷链设备的装备、补充与使用需求相适应。核查疫苗冷链信息化监测报警系统的运行情况、维护期限和时间、监测敏感性和断电报警等情况，如出现异常及时通知相关单位检修。

　　建立健全的冷链设备档案，冷链设施、设备应定期检查、维护和更新，确保符合规定要求。冷链设备的报废，严格按照国有资产管理规定执行。

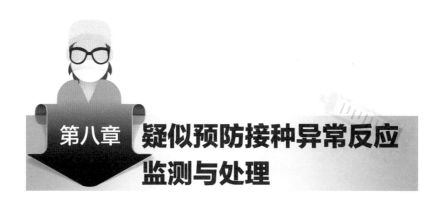

第八章 疑似预防接种异常反应监测与处理

第一节 疑似预防接种异常反应监测

疑似预防接种异常反应（adverse event following immunization，AEFI）是指受种者在预防接种过程中或接种后发生的怀疑与预防接种有关的反应或事件。按照 AEFI 的发生原因，将 AEFI 分为不良反应（一般反应和异常反应）、疫苗质量事故、接种事故、心因性反应和偶合症等五种类型。

一、报告

接种单位发现（包括接到受种者或其监护人的报告）AEFI 后，应当做好相关信息记录，对符合报告范围或认为有必要报告的其他 AEFI，应当按照规定向疾病预防控制机构报告：有网络直报条件的责任报告单位和报告人，应当在发现上述 AEFI 后 48h 内，通过中国免疫规划信息管理系统上报 AEFI 个案报告卡。

发现怀疑与预防接种有关的死亡、严重残疾，或群体性 AEFI 等对社会有重大影响的 AEFI 时，核实后立即通过中国免疫规划信息管理系统填写并上报 AEFI 个案报告卡；不具备网络直报条件的，应当按照上述时限将 AEFI 个案报告卡以电子版或传真等方式向接种单位所在地的县级疾控机构报告，县级疾控机构核实后，立即通过中国免疫规划信息管理系统进行网络直报。对怀疑与预防接种有关的死亡、严重残疾，群体性 AEFI 等对社会有重大影响的 AEFI 时，接种单位应在 2h 内以电话等最快方式向所在地的县级疾控机构报告。

二、调查诊断

县级疾控机构接到 AEFI 报告后，应进行核实，对除明确分类为一般反应外的其他 AEFI 应当在接到报告后 48h 内组织开展调查，收集相关资料，在调查开始后 3 日内初步完成 AEFI 个案调查表的填写，并通过中国免疫规划信息管理系统进行网络直报。

怀疑与预防接种有关的死亡、严重残疾，或者群体性 AEFI 等对社会有重大影响的 AEFI，由设区的市级以上人民政府卫生健康主管部门、药品监督管理部门在接到报告后立即按照各自职责组织开展调查、处理。死亡、严重残疾，或群体性 AEFI 等对社会有重大影响的 AEFI，由市级或省级疾控机构组织预防接种异常反应调查诊断专家组进行评估。

其他需要进行诊断的，由接种单位所在地的县级疾控机构组织专家组进行调查诊断。新发呼吸道传染病流行期间，AEFI 的调查诊断尽量以电话调查为主。

第二节　常见反应的处理

接种人员对较为轻微的全身性一般反应和接种局部的一般反应，可给予一般的处理指导，在新发呼吸道传染病疫情期间减少受种者外出就医；对接种后现场留观期间出现的急性严重过敏反应等，应立即组织紧急抢救。对于其他较为严重的 AEFI，应建议及时到规范的医疗机构就诊。

一、全身性一般反应

1.临床表现

（1）少数受种者接种灭活疫苗后 24h 内可能出现发热，一般持续 1～2 天，很少超过 3 天；个别受种者在接种疫苗后 2～4h 即有发热，6～12h 达高峰；接种减毒活疫苗后，出现发热的时间比接种灭活疫苗稍晚，如接种麻疹疫苗后 6～10 天可能会出现发热，个别受种者可伴有轻型麻疹样症状。

（2）少数受种者接种疫苗后，除出现发热症状外，还可能出现头痛、头晕、乏力、全身不适等情况，一般持续 1～2 天。个别受种者可出现恶心、呕吐、腹泻等胃肠道症状，一般以接种当天多见，很少超过 2～3 天。

2. 处置原则

（1）受种者发热，体温在 ≤37.5℃ 时，应加强观察，适当休息，多饮水，防止继发其他疾病。

（2）受种者发热，体温 >37.5℃，或 ≤37.5℃ 但伴有其他全身症状、异常哭闹等情况，应及时到医院诊治。

二、局部一般反应

1. 临床表现

（1）少数受种者在接种疫苗后数小时至 24h 或稍后，局部出现红肿，伴疼痛。红肿范围一般不大，仅有少数人红肿直径 >30mm，一般在 24～48h 逐步消退。

（2）接种卡介苗 2 周左右，局部可出现红肿浸润，随后化脓，形成小溃疡，大多在 8～12 周后结痂（卡疤），一般不需处理，但要注意局部清洁，防止继发感染。

（3）部分受种者接种含吸附剂的疫苗，会出现因注射部位吸附剂未完全吸收，刺激结缔组织增生，而形成硬结。

2. 处置原则

（1）红肿直径和硬结 <15mm 的局部反应，一般不需任何处理。

（2）红肿直径和硬结在 15～30mm 的局部反应，可用干净的毛巾先冷敷，出现硬结者可热敷，每日数次，每次 10～15min。

（3）红肿和硬结直径 ≥30mm 的局部反应，应及时到医院就诊。

（4）接种卡介苗出现的局部红肿，不能热敷。

附录A 预防接种操作流程与风险控制

阶段	准备阶段	接种实施阶段			接种后阶段
流程	准备流程	预检流程	知情同意流程	登记流程 / 接种操作流程	盘点流程
岗位	苗械管理岗	健康预检岗	告知同意岗	登记预约岗 / 接种操作岗	苗械管理岗

风险控制措施：

准备流程
- 核：疫苗批号与信息系统一致性
- 查：疫苗、器械、外观、批号、有效期
- 对：疫苗规格、剂型

预检流程
- 消：预检设备和医生手部消毒
- 查：健康状况、禁忌证
- 对：姓名、性别、出生时间

知情同意流程
- 消：家长签字或触摸屏前手部消毒
- 查：健康状况、禁忌证
- 对：姓名、性别、出生时间

登记流程
- 核：接种证与接种信息系统记录一致性
- 查：登记簿与接种证信息一致性
- 对：姓名

接种操作流程
- 消：医生手部、家长签字或触摸屏前消毒
- 验：验证疫苗种类和有效期
- 对：姓名、出生时间、疫苗种类和品名
- 查：关键、典型疫苗种类和有效、禁忌证

盘点流程
- 核：疫苗使用量与信息系统登记应种量一致性

判断节点：
- 禁忌证不健康：是 → 医学建议；否 → 继续
- 留观30min无异常：是 → 完成接种；否 → 抢救治疗
- 苗人不符合：是 → 追踪随访；否 → 结束

附录B 疫情期间预防接种预约记录表

受种者姓名	出生日期	健康状况		母亲姓名	联系方式	预约日期	预约时间
		健康	其他				

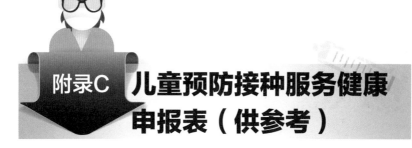

附录C 儿童预防接种服务健康申报表（供参考）

陪同家长姓名			身份证号码	
体温 /℃		□咳嗽、□咽痛、□乏力	工作单位	
儿童姓名			儿童出生日期	
现居住住址				

请如实填写以下情况：

您及您的孩子是否存在以下情况，如果存在请在后面勾选。

前 14 天，受种者是否有以下情况（打"×"表示）

1. 到过疫情本地病例持续传播的地区？　　□是　　□否

2. 曾接触过来自疫情本地病例持续传播地区的发热或有呼吸道症状患者？

□是　　　　　□否

3. 周围接触人群中 2 人或以上出现发热、干咳等症状或接触过新发呼吸道传染病患者？

□是　　　　　□否

受种对象前 14 天健康监测情况，是否出现过如下症状：

（1）发热　　　　　　　　　□是　　　　□否

（2）咳嗽　　　　　　　　　□是　　　　□否

（3）其他呼吸道不适　　　□是（具体为 _____ ）　　□否

受种者家人 / 同住人员前 14 天健康状况

□家人 / 同住人员有出现发热、干咳等症状者

如有，请描述患者姓名、与申报人关系及诊治情况 _____

□家人 / 同住人员未见发热、干咳等症状者

本人承诺所填报信息真实准确！如有与事实不符而导致的问题，本人愿意承担所有责任。

申报人签名：　　　　　　　　　　　　日　　期：

附录D 疫情期间预防接种门诊消毒隔离制度（供参考）

一、人员要求

（1）医务人员要按照工作要求佩戴一次性医用外科口罩、工作帽、穿工作服，衣帽整洁，不戴首饰，不留长指甲。

（2）在各种操作前，应清洁双手，操作后进行手消毒，可用免洗消毒洗手液或 75% 酒精棉球。

二、环境要求

（1）设置预防接种专用通道，早、中开展接种工作前各消毒一次。

（2）保持室内通风，空气新鲜，环境清洁，尽量避免使用空调等空气循环的取暖降温设备，每天接种结束后及时通风，用紫外线照射进行室内空气消毒，同时做好相关监测及登记工作。

（3）候诊椅、接种台面、地面、登记台、预检台等每日用有效氯浓度 250～500mg/L 擦拭消毒。遇接诊可疑的传染性疾病的病人时，应立即进行消毒（1000mg/L 有效氯消毒液擦拭）。

三、物品要求

（1）医务人员必须遵守消毒灭菌原则　进入人体组织或无菌器官的医疗用品必须灭菌，接触病人皮肤、黏膜的器械和用品必须消毒或灭菌。

（2）一次性压舌板用后置于黄色双层医疗废物袋中集中处置。

（3）听诊器、血压计等物品每天用酒精棉球或消毒液擦拭，接诊疑似传染病的受种者或家属应立即消毒。

（4）医疗废弃物的处置

① 分类收集：按感染性、损伤性、药物性、普通垃圾等分类收集。

② 妥善处置：感染性废弃物置于专用黄色医疗废物包装袋内；安瓿、针尖等置于锐器盒内。

③ 统一运送：处置好的包装合格的医疗废物由专人运送至中心医疗废物暂贮处，由负责医疗废弃物处理的环保公司前来收取。

④ 遇特殊情况：如接诊、处置感染伤口，按特殊菌种处理，更换敷料后分类置于双层专用黄色医疗废物包装袋内，按要求标示明显，统一处理。

附录E 预防接种门诊消毒记录表（供参考）

消毒日期	消毒时间	消毒剂种类	配制浓度比例	消毒范围	消毒方法	实施人员	备注
	__时__分	□含氯消毒液；□其他					
	__时__分						
	__时__分						
	__时__分						
	__时__分						
	__时__分						
	__时__分						
	__时__分						

说明：消毒范围：1.地面消毒；2.脚垫、防滑垫等；3.物表、台面等消毒；4.辅助设备等消毒；5.专用通道、楼梯扶手等消毒；6.室内空气消毒；7.其他，如_____

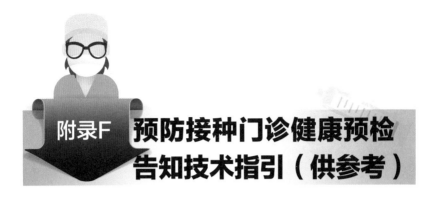

附录F 预防接种门诊健康预检告知技术指引（供参考）

一、预检内容

接种人员在实施接种前，应询问受种者的健康状况以及既往是否有过敏史和其他接种禁忌情况：如既往是否有过敏体质、免疫缺陷或接受免疫抑制治疗；是否对鸡蛋、奶制品过敏；有无癫痫、惊厥史；有无心、肝、肾、脑部疾病或其他部位的严重疾病；有无皮肤病、是否为瘢痕体质；是否患有神经系统、消化系统、血液系统等疾病。对有疑似情况者应当做进一步的体检，如实记录询问和体检情况。

体检内容见附表1。

附表1 体检内容

项目	内容
体温	不应超过37.2℃
口腔	口腔黏膜及口腔腺体无异常
心、肺	双肺听诊呼吸音清，无干湿啰音；心脏听诊心律齐，无杂音
皮肤、浅表淋巴结	皮肤无皮疹，无黄染；触诊浅表淋巴结无肿大，无压痛
精神状态	精神好，饮食佳
其他	无腹泻、腹痛，无恶心、呕吐

（一）测体温

1. 口测法

（1）取消毒后体温计，观察并确认体温计水银柱是否处于低温位置，若高于35℃，则甩至35℃以下。

（2）置于患者舌下，让其紧闭口唇，5min后读数。

（3）正常值为36.3～37.2℃。

2. 腋测法

（1）消毒后体温计，观察并确认体温计水银柱是否处于低温位置，若高于35℃，则甩至35℃以下。

（2）注意腋窝处应无致热或降温物品，并将腋窝汗液擦干。

（3）将体温计头端置于被检者腋窝深处，嘱患者或其监护人将体温计用上臂夹紧，5min后读数。

（4）正常值为36～37℃。

3. 红外设备（额温计）测温法

（1）撩开头发测量额部；环境温度与体温差异较大的季节，宜测量掌心侧腕部位置。

（2）测量时距离测量部位1～3cm。

（3）按下开始键，记录显示屏出现测量温度。

（二）口腔

（1）准备一次性压舌板、手电筒。

（2）被检者取坐位，儿童可取站位，头略后仰，口张大并发"啊"音，此时医生用压舌板在舌的前2/3与后1/3交界处迅速下压，此时软腭上抬，在照明的配合下即可见软腭、腭垂、软腭弓、扁桃体、咽后壁等。

（3）正常　咽部黏膜无充血、红肿、分泌物，无腺体增生，软腭运动正常，悬雍垂居中。扁桃体无肿大，无充血。

（三）肛门视诊（既往有肛周脓肿等病史者）

（1）被检者取左侧卧位、胸膝位或截石位，医生观察肛门。

（2）正常者肛周无脓肿。

三、预检结果处理

（1）若预检合格，则进行下一步，并告知儿童监护人。

（2）若预检不合格，则需评估儿童具体情况，考虑禁忌接种或暂缓接种。

① 下列情况为疫苗接种的禁忌

a. 免疫异常：先天性或获得性免疫缺陷、恶性肿瘤等，或免疫功能受到抑制者，一般不使用活疫苗，对上述儿童，可用 IPV 代替 OPV。

b. 既往接种疫苗后有严重不良反应：需要连续接种的疫苗，如果前一次接种后出现严重反应（如超敏反应、休克或惊厥等），则不应继续接种。

c. 神经系统疾病患儿：如未控制的癫痫、进行性脑病等，不应接种含有百日咳抗原的疫苗。

d. 患急性疾病、严重慢性疾病、慢性疾病的急性发作期和发热者。

② 下列情况可暂缓接种，根据个人情况综合分析

a. 轻微传染病：体温＜37.5℃的上呼吸道感染或腹泻。

b. 超敏反应、哮喘或其他特应性表现。

c. 惊厥家族史。

d. 使用抗生素、低剂量皮质类固醇或局部作用的类固醇治疗。

e. 皮肤病、湿疹等。

f. 慢性心肺肾或肝脏传染病，现处于疾病稳定期。

g. 稳定的神经系统传染病。

h. 出生后黄疸史。

i. 哺乳期婴儿、早产儿、低体重儿。

j. 既往有百日咳、麻疹、流行性腮腺炎或风疹感染史。

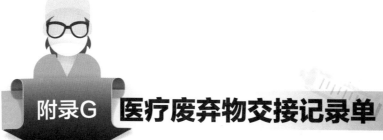

附录G 医疗废弃物交接记录单

临时存放日　期	品　　名	数　量	临时存放地点	存放人签名	交接人	接收人

参考文献

[1] 全国人大常委会办公厅.中华人民共和国传染病防治法.北京:中国法制出版社,2013.

[2] 全国人大常委会办公厅.中华人民共和国疫苗管理法.北京:中国民主法制出版社,2019.

[3] 中华人民共和国国务院.疫苗流通和预防接种管理条例(2016年最新修订).北京:中国法制出版社,2016.

[4] 中华人民共和国国务院.突发公共卫生事件应急条例.北京:法律出版社,2020.

[5] 中华人民共和国国务院.医疗废物管理条例(2011年1月8日修订).中华人民共和国国务院公报,2011,3: 6-14.

[6] 中华人民共和国国务院.预防接种工作规范(2016年最新修订).北京:中国法制出版社,2016.

[7] 中华人民共和国卫生部.WS/T 368—2012.医院空气净化管理规范,2012-04-05.

[8] 中华人民共和国卫生部.GB 15982—2012.医院消毒卫生标准,2012-06-29.

[9] 中华人民共和国卫生部令(第36号).医疗卫生机构医疗废物管理办法,2003-8-14.

[10] 国卫办医函〔2020〕65号.国家卫生健康委办公厅关于印发医疗机构内新型冠状病毒感染预防与控制技术指南(第一版)的通知.

[11] 肺炎机制发〔2020〕20号.关于印发不同人群预防新型冠状病毒感染口罩选择与使用技术指南的通知.